Dieta Dash

Reduzca la hipertensión de forma natural con recetas
sencillas y deliciosas bajas en sodio

I0136080

(Recetas para la dieta dash que son deliciosas)

Eusebio Ballesteros

TABLA DE CONTENIDOS

Introducción

El libro que tiene actualmente en sus manos es más que una guía para la acción; es el consejo de un amigo. Una amiga que por años estuvo atrapada en esa bien conocido mantra de "mejor empiezo la dieta el próximo lunes". Un auto-engaño en el que todos los interesados en cambiar su estilo de vida y sus hábitos alimenticios han caído en más de una ocasión. Haber estado atrapado en las fauces de ese autoengaño durante tanto tiempo, lo creas o no, me impulsó a reorganizar mi vida y, como resultado, recuperar el control de mis decisiones y acciones. Hoy tengo una buena noticia para ti, querido lector... ¡es posible retomar las riendas de tu vida! Es posible aunque estés cansada/o, aunque tengas una creciente sensación de desesperanza. Lo primero que quiero que hagas es que te posiciones en el centro de tu existencia porque eres lo más importante.

Este libro va mucho más allá de ofrecerte algunas recomendaciones y pautas esenciales para que escojas la dieta ideal; ese plan alimenticio que te sacará de las sombras en las que te encuentras sumergido/a. Va mucho más allá de darte algunos conceptos básicos y esenciales sobre las dietas más importantes y populares de la actualidad. Este es un libro construido a partir de la motivación del autor y orientado hacia su deslucida motivación. Si de algo estoy segura es de que, al término de estas páginas, justo después de haber leído la última oración, serás una persona totalmente distinta. Una persona capaz de analizar cada detalle, por pequeño que parezca, y de esta manera tomar la mejor decisión de todas. ¿Por qué estoy tan segura? Porque yo misma estuve en esa posición en la que estás hoy, porque también tuve momentos en los que veía al cielo como buscando en las nubes la razón por la que ningún plan alimenticio me ayudaba a concretar mis objetivos.

Capítulo 1: Cómo conectarse a pesar de estar bloqueado

especialmente cerca del comienzo de su viaje de fitness, obteniendo usted para iniciar el entrenamiento puede ser más importante que la duración real de tu entrenamiento. Incluso si no es tu mejor cada día, haciendo un poco es mejor que nada y se siguen creando y aplicando un hábito.

Para determinar su rutina de ejercicios, puede ser útil establecer un objetivo. Pruebe el entrenamiento para una carrera que está más adelante en el año y decidir si desea simplemente tren a completarla o golpee a una hora determinada. También puede considerar tomar un día para ir al gimnasio para ver cuál es su nivel de base es de fitness en diferentes máquinas de fuerza y luego crear metas numéricas de sus resultados. Los entrenadores personales puede ser particularmente útil cuando se trata de la creación de un régimen de entrenamiento de peso, pero en general, la internet tiene un superávit de las rutinas de ejercicios, incluidos los plazos para obstáculo particular y distancia razas así como hitos para la formación del músculo.

Los establecimientos de fitness son excelentes campos de entrenamiento para el personal comunitario y de atención, pero con frecuencia son muy especializados, como los estudios de barra. Los centros comunitarios y miembros gimnasios suelen ofrecer una multitud de diferentes clases de fitness como kick boxing, zumba y yoga, además de la que ya tienen recursos de equipos como máquinas de pesas o piscinas, que les hacen buenas opciones si desea ser capaz de cambiar su rutina con frecuencia. Además de las clases de grupo, a veces estos lugares también establecer intramural estacional o ligas de deportes de equipo, lo que nos lleva a dos importantes aunque a veces menos tangible aspectos del trabajo: la camaradería y la rendición de cuentas.

Capítulo 2: Guía completa para principiantes de la dieta Dash

Según los científicos, el hecho de que esta dieta restrinja el consumo de sal es una de las principales razones por las que las personas con presión arterial alta se benefician de ella.

Las pautas dietéticas estándar de DASH recomiendan no más de 2 cucharadita (26 00 mg) de sodio por día, lo cual está en línea con la mayoría de las recomendaciones nacionales.

La versión baja en sal recomienda no más de 6 /8 de cucharadita (2 10 00 mg) de sodio al día.

Capítulo 3: Qué es, por qué es esencial y cómo mejorar tus hábitos de sueño

La atención a la higiene del sueño es uno de los métodos más simples para mejorar el sueño.

Una fuerte higiene del sueño se caracteriza por un ambiente de dormitorio y rutinas diarias que promuevan un sueño constante e ininterrumpido. Mantener un horario de sueño estable, hacer que su dormitorio sea cómodo y libre de interrupciones, seguir una rutina relajante antes de acostarse y desarrollar hábitos saludables durante el día pueden contribuir a una higiene ideal del sueño.

Cada durmiente puede adaptar sus prácticas de higiene del sueño para satisfacer sus necesidades. En el proceso, puede aprovechar los hábitos positivos para que sea más fácil dormir profundamente durante la noche y despertarse bien descansado.

Capítulo 4: ¿Por qué es importante la higiene del sueño?

El sueño es esencial para la salud física y mental, mejorando la productividad y la calidad de vida en general. Todos, desde los niños hasta los adultos mayores, pueden beneficiarse de un mejor sueño, y la higiene del sueño puede desempeñar un papel clave para lograr ese objetivo.

Según investigaciones, la formación de hábitos saludables es fundamental para una salud excelente. Elaborar rutinas sostenibles y beneficiosas hace que los comportamientos saludables se sientan casi automáticos, creando un proceso continuo de refuerzo positivo. Por otro lado, los malos hábitos pueden arraigarse incluso cuando causan consecuencias negativas.

Afortunadamente, los humanos tienen una habilidad impresionante[2]hacer que nuestros hábitos sirvan a nuestros intereses a largo plazo. Construir un entorno y un conjunto de rutinas que promuevan nuestros objetivos realmente puede dar sus frutos.

La higiene del sueño abarca tanto el entorno como los hábitos, y puede allanar el camino para un sueño de mayor calidad y una mejor salud en general.

Mejorar la higiene del sueño tiene poco costo y prácticamente ningún riesgo, por lo que es una parte importante de una estrategia de salud pública.[6] para contrarrestar los graves problemas de sueño insuficiente e insomnio en Estados Unidos.

Capítulo 5: ¿Cuáles son los síntomas de una higiene del sueño inadecuada?

La mala higiene del sueño se caracteriza por la dificultad para conciliar el sueño, interrupciones frecuentes del sueño y somnolencia diurna excesiva. La inconsistencia en la cantidad o calidad del sueño es otro síntoma de una mala higiene del sueño.

Salmón Asiático

INGREDIENTES

- dos cucharaditas de mostaza de Dijon
- 8 dientes de ajo medianos, finamente picados 6 libras de filetes de salmón
- dos cebolletas de tamaño mediano, en rodajas finas
- una cucharada de ajonjolí tostado

- 1/2 taza de adobo y salsa teriyaki
- 1/2 taza de mermelada de albaricoque
- 1/2 taza de agua
- dos cucharadas de aceite de sésamo o colza

- 8 cucharaditas de jengibre rallado

PREPARATIVOS

1. Precaliente el horno a 450 ° F. Cubra una bandeja o bandeja de 15x10 pulgadas con papel de aluminio; Rocíe el papel de aluminio con aceite en aerosol.
2. En una cacerola o cazuela de 4 litros, mezcle la salsa teriyaki, la mermelada, el agua, el aceite, el jengibre, la mostaza y el ajo.
3. Llevar a ebullición a fuego medio, revolviendo ocasionalmente.
4. Bajar la llama; Cocine a fuego lento sin tapa durante 5 a 10 minutos, revolviendo

ocasionalmente hasta que espese un poco.

5. Enjuague los filetes de salmón; Sécalos con toallas de papel.

6. Coloque la piel del salmón con la piel hacia abajo en la bandeja o bandeja.

7. Vierta media taza de la mezcla de salsa sobre el salmón.

8. Hornee durante 45 a 50 minutos sin tapa, girando o volteando la sartén o la bandeja para hornear después de 20 minutos hasta que el salmón se desmenuce ligeramente cuando se inserta un tenedor.

9. Mientras tanto, caliente el resto de la mezcla de salsa hasta que hierva.

10.   Bajar la llama; Cocine a fuego lento durante 5 a 10   minutos sin tapa, revolviendo ocasionalmente, hasta que la

salsa se espese y se reduzca a aproximadamente media taza.

11. Coloque con cuidado el salmón en un plato.

12. Espolvorea con la mezcla de salsa.

13. Agrega las cebollas y espolvorea las semillas de sésamo por encima.

Lomo De Salsa DeHinojo

INGREDIENTES

- menta
- Aceite de oliva virgen extra
- sal y pimienta

- 4 hinojo
- 250 g de queso feta greck de oveja
- 120 g de salsa de aceitunas negras

PREPARACIÓN

1. Empecemos por hacer la salsa de aceitunas negras.
2. Cortar las aceitunas por la mitad, quitar el hueso y mezclar en el vaso de la batidora con un chorrito de aceite de oliva virgen

19

extra hasta formar una salsa ligeramente líquida. Hazte a un lado.

3. Limpiar, lavar y cortar en rodajas el hinojo, conservando sus hojas parecidas al heno.

4. Tostar las rodajas de hinojo en una sartén antiadherente con un poco de aceite de oliva virgen extra, sal y pimienta hasta que caramelicen y tomen color.

5. Colocar las rodajas de hinojo caramelizado en el fondo de las cazuelas, desmenuzar el queso feta griego encima y añadir la salsa de aceitunas.

6. Colocar en el horno precalentado a 200 ° durante unos 20 minutos. Sirva con hojas y hojas de menta fresca.

Tortitas de Arroz con Mantequilla de Maní o Almendras

Ingredientes

- 2 cucharada de mantequilla de maní baja en grasa o mantequilla de almendras

- 2 pastel de arroz

Preparación

1. En un tazón, prepare el pastel de arroz y aplique una cucharada de mantequilla de maní o mantequilla de almendras y sirva inmediatamente.

Granola de Almendras Chai

Ingredientes:

1/2 de cucharadita de canela molida

1/2 de cucharadita de sal

1/2 de cucharadita de cardamomo molido

1/2 de cucharadita de nuez moscada molida

6 tazas de avena de cocción rápida

2 taza de coco rallado (endulzado)

4 tazas de almendras (picadas gruesas)

1 taza de miel

1/2 de taza de azúcar

1/2 de taza de agua hirviendo

1/2 de taza de aceite de oliva

Dos bolsas de té chai

Dos cucharaditas de extracto de vainilla

Instrucciones:

1. Precalentar el horno a 250grados Fahrenheit.
2. Engrasar un molde para hornear con borde.
3. Remojar las bolsas de té durante 5 a 10 minutos en agua hirviendo.
4. En un bol, mezclar bien el coco, las almendras y la avena.
5. Desechar las bolsas de té.
6. Mezclar bien el resto de los ingredientes con el té.
7. Verter la mezcla de té en la mezcla de avena. Mezclar bien.

8. Repartir la mezcla uniformemente en el molde engrasado.
9. Hornear durante 2 horas, removiendo cada 35 a 40 minutos.
10. Dejar enfriar completamente.
11. Servir o guardar en un recipiente hermético.

Rollos de col

Ingredientes:

8 tazas de arroz integral Dos cucharadas de vinagre de sidra

Una cucharada de azúcar moreno

Una cucharadita de tomillo seco

Una cucharadita de orégano seco

1 cucharadita de pimienta Una lata de 56 onzas de tomates ciruela enteros (sin escurrir)

Una lata de 16 onzas de salsa de tomate

Una libra de carne molida extra magra

Una cebolla grande

Un pimiento verde mediano Una cabeza pequeña de col (

Instrucciones:

1. Escurrir los tomates.
2. Reservar el líquido.
3. Picar los tomates en trozos grandes.
4. En una sartén a fuego medio, cocina la cebolla y la carne durante 10 a 15 minutos.
5. Añade el vinagre, la salsa de tomate, los condimentos, el azúcar moreno, los tomates y el líquido reservado.
6. Incorporar la col y el pimiento.
7. Tapar. Cocinar durante 10 a 15 minutos removiendo de vez en cuando.
8. Destapa. Cocina durante otros 10 a 15 minutos.
9. Servir con arroz.

pollo a la pimienta blancaIngredientes

- 2 cucharadita de orégano seco

- Pimienta de Cayena, al gusto

- 12 cucharadas de queso Monterey Jack rallado y bajo en grasa

- 6 cucharadas de cilantro fresco picado

- 12 onzas de chips de tortilla horneada baja en grasa

- 2 lata (2 0 onzas) de pollo en trozos

- 6 tazas de alubias blancas cocidas

- 2 lata de tomates en dados bajos en sodio

- 8 tazas de caldo de pollo bajo en sodio

- 2 cebolla mediana picada

- 1 pimiento verde mediano, picado

- 2 pimiento rojo mediano, picado

- 4 dientes de ajo picados

- 4 cucharaditas de chile en polvo

- 2 cucharadita de comino molido

Direcciones

1. En una olla grande para sopa, agregue el pollo, los frijoles, los tomates y el caldo de pollo.

2. Cubra y cocine a fuego lento a fuego medio.

3. 2. Mientras tanto, rocíe una sartén antiadherente con aerosol para cocinar.

4. Agregue las cebollas, los pimientos y el ajo y saltee hasta que los vegetales estén suaves, de 10 a 15 minutos.

5. Agregue la mezcla de cebolla y pimiento a la olla de sopa.

6. Agregue el chile en polvo, el comino, el orégano y, según se desee, la pimienta de cayena.

7. Cocine a fuego lento durante aproximadamente 20 minutos, o hasta que todas las verduras estén suaves.

8. Cucharee en tazones calentados.

9. Espolvoree cada porción con 1-5 cucharada de queso y 1-5 cucharadita de cilantro.

10. Sirva con chips horneados en el lado.

Sopa De Ortografía Con Hongos Porcini Y Castañas

INGREDIENTES

250 g de espelta nacarado

- 2 zanahoria

- 4l de caldo de verduras

- picatostes de pan tostado para acompañar

- **laurel**

- mejorana fresca

- sal y pimienta

- 240 g de hongos porcini secos

- 500 g de castañas cocidas ya hervidas

- 2 chalota
- 2 diente de ajo

1. Nada mejor que una sopa caliente y con cuerpo para afrontar los días más fríos de la temporada de invierno.
2. Esta receta vegetariana requiere una preparación sencilla, pero bastante larga.
3. Ahorrar tiempo
4. Puede prepararlo con antelación y caliéntalo durante unos minutos antes de servirlo con los picatostes.

5. La sopa es una comodidad plana.

6. Esta receta,en particular, es perfecta para cenas informales con familiares y allegados.

7. Las cubetas de setas deben guardarse siempre en la despensa porque se conservan mucho tiempo y solo hay que recuperarlas con un poco de agua para que recuperen todo su delicioso sabor.

8. Incluso las castañas preparadas, ya hervidas, son una tontería para conservar en la nevera porque enriquecen muchas preparaciones.

9. Para completar esta sopa de farro con boletus y castañas, el consejo es adornar con picatostes, parada preparación crujiente, y mejorana fresca, que le dará un delicado aroma.

10. fin con una llovizna desde aceite crudo, eligiéndolo de

excelente calidad y con un sabor importante.

Batido de frutos del bosque con semillas de chía

para unos 10 00 ml (2 tazas) Si metes los frutos rojos en el congelador, te será más fácil preparar este batido Licuadora

500 ml (2 taza) de zumo de naranja recién exprimido 6 fresas

8 frambuesas

2 dátil Medjool, sin hueso y picado

10 ml (2 cucharadita) de semillas de chía.

20 arándanos

8 moras

1. En una licuadora, pon el
2. Jugo de naranja, bayas, dátiles y semillas de chía.

3. Operar a máxima velocidad y triturar hasta obtener la mezcla
4. quedará suave y homogéneo.
5. servido inmediatamente

migas de manzana

Ingredientes:

1 taza de harina de trigo integral

1/2   taza de azúcar morena oscura envasada

4 cucharadas de margarina sin trans, cortada en rodajas finas 1/2 taza de avena de cocción rápida

16 duraznos maduros, pelados, sin hueso y en rodajas Jugo de 2 limón 2 /6 cucharadita de canela molida

1/2 cucharadita de nuez moscada molida

Direcciones:

1. Precaliente el horno a 350 F. Cubra ligeramente un molde para pastel de 18 pulgadas con aceite en aerosol.
2. Coloque las rebanadas de durazno en el molde para pastel preparado.

3. Espolvorear con jugo de limón, canela y nuez moscada.
4. En un tazón pequeño, mezcle la harina y el azúcar moreno.

5. Con los dedos, desmenuce la margarina en la mezcla de harina y azúcar.

6. Agregue la avena cruda y revuelva para mezclar uniformemente.

7. Espolvorea la mezcla de harina sobre los duraznos.

8. Hornee hasta que los duraznos estén suaves y la cobertura esté dorada, aproximadamente 60 minutos.

9. Cortar en 8 rebanadas iguales y servir caliente.

Yogur de miel y fresa

Ingredientes:

6 tazas de yogur natural bajo en grasa

8 Cucharadas de almendras tostadas fileteadas

2 pinta de fresas frescas

5-10 cucharaditas de miel

Direcciones:

1. Limpiar y cortar las fresas en cuartos, reservar.

2. Coloque 1/2 de taza de yogur en cada uno de los 5-10 platos para servir.

3. Divide las fresas en partes iguales entre los platos.

4. Cubra cada uno con 2 cucharadita de miel y luego 2 cucharada de almendras rebanadas tostadas.

5. Servir inmediatamente.